AF469706

BIBLIOTHÈQUE
D'ANTHROPOLOGIE CRIMINELLE ET DES SCIENCES PÉNALES

DE L'OREILLE

AU POINT DE VUE

ANTHROPOLOGIQUE ET MÉDICO-LÉGAL

PAR

Le Dr M. LANNOIS

Agrégé à la Faculté de Lyon

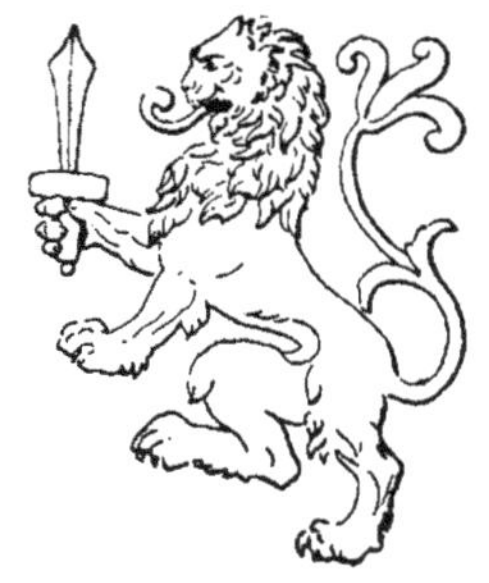

LYON

A. STORCK, IMPRIMEUR-ÉDITEUR

Rue de l'Hôtel-de-Ville, 78.

MÊME MAISON : 24, Rue de l'Abbé-Grégoire, PARIS

1887

DE L'OREILLE

AU POINT DE VUE ANTHROPOLOGIQUE ET MÉDICO-LÉGAL

par le Dr M. LANNOIS
Agrégé à la Faculté de Lyon.

---

§ I. PRÉLIMINAIRES

Les affections de l'oreille n'ont pas encore été, en France du moins, l'objet d'un travail d'ensemble au point de vue médico-légal. Nous avons donc pensé qu'il y aurait intérêt à rapprocher les uns des autres des faits qui se trouvent disséminés dans les livres et les journaux spéciaux et qui peuvent présenter, comme nous essayerons de le démontrer, une véritable importance pour le juge et pour le médecin légiste. Nous n'avons cependant pas la prétention d'apporter ici un travail complet et épuisant la matière : il ne s'agit au total que d'une simple revue de ce qui a déjà été fait et des résultats acquis jusqu'à ce jour.

Les *Archives d'anthropologie criminelle* ne s'adressant pas qu'à des médecins, nous croyons qu'il est nécessaire de rappeler brièvement quelques notions indispensables sur l'anatomie et la physiologie de l'organe de l'ouïe *(Fig. 1)*.

Celui-ci se divise, au triple point de vue de l'anatomie, du développement et de la fonction qu'il est appelé à remplir, en deux parties qui sont bien distinctes : 1° L'appareil *transmetteur* des sons; 2° l'appareil *percepteur* des sons. On pourrait même distinguer dans le premier deux parties différentes : un appareil *collecteur* des sons et un appareil transmetteur proprement dit.

L'appareil collecteur se compose du *pavillon* de l'oreille (P) et du *conduit auditif externe* (CA). Le pavillon est la partie extérieure de l'oreille, celle qui baigne dans l'air et à laquelle on donne habituellement dans le langage courant, en prenant la partie pour le tout, le nom d'oreille. Dans ses parties essentielles, il est formé d'un fibro-cartilage recouvert d'un périchondre et de peau : il présente une série de dépressions et de saillies auxquelles on a donné des noms et sur lesquelles nous reviendrons en raison de leur importance. Le conduit auditif externe est un canal qui commence dans la portion déprimée du pavillon (conque) et qui est limité en dedans par la membrane du tympan (T). Sa longueur varie de 20 à 24, 26 et même 30 millimètres; il est d'ailleurs plus long à sa partie inférieure en raison de l'obliquité du tympan. Sa partie externe est formée par le prolongement du fibro-cartilage du pavillon, mais le fibro-cartilage qui la constitue n'est pas un anneau complet : il est ouvert en arrière et c'est ce qui permet à l'observateur d'élargir l'orifice, le *méat auditif*, lorsqu'il veut faire l'examen. La partie interne est osseuse. Le conduit auditif externe est revêtu par un prolongement cutané : on y observe des poils qui empêchent la pénétration des corps étrangers légers, des insectes, etc., et des glandes sécrétant le *cérumen* dont l'accumulation suffit parfois pour produire la surdité. Son rôle est simple : il transmet les ondes sonores au tympan. Peut-être aussi forme-t-il une cavité résonnante qui renforcerait les sons du mi^6 au sol^6.

L'appareil transmetteur du son est habituellement désigné sous le nom d'*oreille moyenne* ou *caisse du tympan* (CT). C'est une cavité osseuse située dans l'épaisseur de la base du crâne, séparée de l'air extérieur par la membrane du tympan, mais communiquant pourtant avec lui par un long conduit qui aboutir dans l'arrière-gorge, la *trompe d'Eustache* (TE).

La caisse du tympan a une forme irrégulièrement cubique ; sa face externe est constituée par la membrane du tympan (T) qui, nous venons de le dire, apparaît au fond du conduit auditif externe sous forme d'une membrane oblique d'aspect lisse, poli et translucide. Elle est très importante à bien connaître, car c'est la seule partie de l'oreille profonde accessible à la vue. La paroi interne est en contact direct avec l'appareil récepteur, *oreille interne* ou *labyrinthe ;* elle présente deux petites ouvertures qui mettent en communication l'oreille moyenne et l'oreille interne, la *fenêtre ovale* et la *fenêtre ronde.* Mais la communication est médiate, car ces fenêtres sont fermées par de petites membranes, de véritables tympans secondaires. La paroi antérieure est à noter parce que la trompe d'Eustache vient déboucher à sa partie supérieure ; la paroi postérieure fait communiquer la caisse avec un système de cellules aériennes creusées dans la partie de l'os temporal qui fait saillie à l'extérieur, derrière le pavillon, et qui a reçu le nom d'apophyse mastoïde. Les deux autres parois, supérieure et inférieure, sont moins importantes.

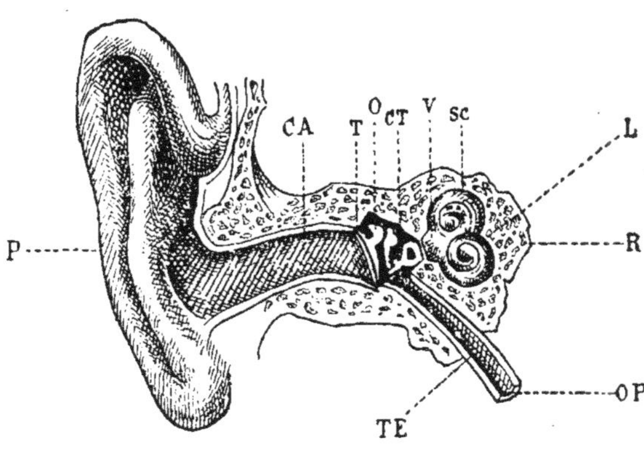

Fig. 1. Schéma de l'appareil auditif :
P. Pavillon. CA. Conduit auditif externe. CT. Caisse du Tympan. T. Tympan. O. Chaine des osselets de l'ouïe. TE. Trompe d'Eustache. V. Vestibule. SC. Canaux semi-circulaires. L. Limaçon. R. Rocher. OP. Orifice pharyngien de la trompe.

De la membrane du tympan à la fenêtre ovale, s'étend la *chaîne des osselets de l'ouïe* (O) qui est formée de trois petits os auxquels leur forme singulière a fait donner les noms de *marteau, enclume* et *étrier*, le marteau étant en contact avec le tympan dans lequel il est engagé et la platine de l'étrier venant remplir la cavité de la fenêtre ovale.

Le rôle joué par la caisse dans le phénomène de l'audition est des plus importants ; ce n'est pas comme on l'a cru longtemps un organe de résonnance et d'augmentation des sons, mais seulement un appareil de transmission dont le rôle serait plutôt d'accommoder les sons, d'empêcher par exemple les bruits trop élevés de venir ébranler trop fortement l'appareil nerveux de réception dans le labyrinthe. Nous n'avons pas à entrer ici dans le détail des longues controverses auxquelles ses fonctions ont donné lieu. Nous admettrons donc simplement que les ondes sonores recueillies par la membrane vibrante du tympan sont transmises de celle-ci à la fenêtre ovale par l'intermédiaire de la chaîne des osselets; de petits muscles annexés à cette chaîne permettent une tension plus ou moins grande de la membrane du tympan dont les propriétés vibratoires sont ainsi modifiées suivant les besoins. Pour que la caisse fonctionne normalement, il est nécessaire que la tension de l'air qu'elle renferme soit égale à celle de l'air atmosphérique : ce résultat est obtenu au moyen de la trompe d'Eustache qui met l'oreille moyenne en communication avec l'air extérieur par l'intermédiaire de l'arrière-gorge. On peut s'en rendre compte en avalant un peu de salive après avoir fermé la bouche et les narines : un petit claquement dans l'oreille montre nettement la communication.

L'appareil récepteur, *oreille interne* ou *labyrinthe*, est très compliqué et très difficile à décrire. Creusé dans l'épaisseur du rocher (portion pétrée de l'os temporal) on peut dire que le labyrinthe est double, *osseux* et *membraneux*, le second étant inclus dans le premier dont il est séparé par du liquide (périlymphe); l'intérieur du labyrinthe membraneux est également rempli du même liquide (endolymphe). Les grandes divisions du labyrinthe sont le *vestibule* (V) à la partie centrale, les *canaux semi-circulaires* (SC) en arrière et le *limaçon* (L). Le limaçon ainsi nommé à cause de sa forme caractéristique est plus spécialement désigné pour la perception des sons : formé de deux rampes enroulées autour d'un axe horizontal et dont l'une débouche dans le vestibule et l'autre à la fenêtre ronde, il contient un organe très compliqué et très délicat sur lequel nous ne croyons pas devoir nous étendre, l'*organe de Corti*, dans les cellules duquel viennent s'épanouir les fines ramifications terminales du nerf auditif. Les ondes sonores, parvenues à la fenêtre ovale par les osselets, mettent en mouvement le liquide labyrinthique, impressionnent l'organe de Corti et sont transmises par son intermédiaire au cerveau qui les appréciera. Quant aux canaux-semi-circulaires, des expériences nombreuses, dont les premières remontent à Flourens, montrent qu'ils sont en rapport avec la notion que nous avons de notre situation dans l'espace : ce sont les organes du *sens de l'espace* et lorsqu'ils sont lésés expérimentalement ou pathologiquement, on voit survenir la perte de l'équilibre et le vertige.

On voit par ces prolégomènes, peut-être un peu trop longs au gré de plus d'un lecteur, combien l'organe des perceptions sonores est compliqué et délicat, et nous ne croyons pas avoir besoin d'insister sur les conséquences que peut avoir au point de vue de l'intégrité de la fonction le moindre trouble dans le fonctionnement d'un des rouages de l'appareil.

§ II. DU PAVILLON DE L'OREILLE

Le pavillon de l'oreille me paraît mériter une description spéciale en raison de sa situation superficielle qui permet un facile examen, de la fréquence avec laquelle il est lésé, de l'importance qu'il acquiert comme signe d'identité, soit par sa configuration même, soit par ses déformations, de la valeur enfin qu'il présente au point de vue de l'anthropologie pure ou criminelle.

La face externe du pavillon, plus ou moins inclinée en avant, présente comme nous l'avons vu, des saillies et des dépressions : les saillies sont au nombre de quatre : l'*hélix*, l'*anthélix*, le *tragus* et l'*antitragus*. L'*hélix (h. h)* est le repli formé par le bord externe du cartilage et la peau qui constitue la circonférence du pavillon ; il prend naissance dans la cavité plus ou moins centrale du pavillon dite *conque (c)* et son origine est appelée *racine de l'hélix (rh)*. Le *tragus (t)* est une saillie triangulaire située en avant du conduit auditif qu'il masque plus ou moins : il est souvent garni d'un bouquet de poils raides.

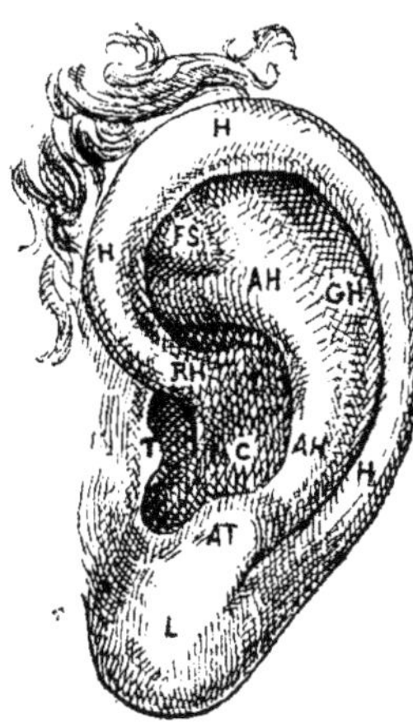

Fig. 2. Pavillon de l'oreille :

T. Tragus. AT. Antitragus. H. H. H. Hélix. AH. AH. Anthélix. L. Lobule. C. Conque. GH. Gouttière de l'hélix. FS. Fossette scaphoïde. RH. Racine de l'hélix.

En face et un peu au dessous de lui, est une autre saillie triangulaire, l'*antitragus (at)*, dont il est séparé par une dépression profonde au niveau de laquelle vient s'attacher le *lobule (l)*. A la partie postérieure de l'*antitragus*, naît une saillie qui se dirige parallèlement à l'hélix en restant comprise dans sa courbure, c'est l'*anthélix (ah)* qui se divise supérieurement en deux branches.

Les dépressions sont la *cavité de la conque* que nous avons déjà signalée et au fond de laquelle s'ouvre le conduit auditif externe, la *gouttière de l'hélix (gh)*, sorte de dépression plus ou moins profonde qui suit la courbe de l'hélix et la sépare de l'anthélix, enfin la *fossette de l'anthélix*, *fossette naviculaire* ou *scaphoïde (fs)* située entre les deux branches constituant la fourche terminale de l'anthélix.

Le pavillon n'est pas un organe indispensable à l'audition, pas plus d'ailleurs que le conduit auditif externe ou la caisse; il manque chez beaucoup de types dans la série animale. Très développé et mobile chez la plupart des mammifères, il est fixe chez l'homme et n'offre plus que des muscles rudimentaires. Le pavillon est l'organe collecteur des sons, bien que cette fonction lui ait été contestée : en remplissant toutes ses dépressions avec de la cire, il y a une diminution notable de l'ouïe. De plus, on a constaté que dans ce cas l'orientation devenait très difficile ; c'est qu'en effet le pavillon est un organe d'orientation, comme l'ont démontré les premiers Küss et M. Duval.

Par suite du phénomène de l'extérioration des sensations, nous rapportons à un point de l'horizon, vers lequel nous dirigeons le pavillon pour avoir la sensation maxima, le son qui est venu frapper notre oreille. La série des mouvements exécutés par la tête et le corps pour amener ce rapport direct, ont pour résultat, d'après Béclard et les physiologistes, de nous donner la conscience de la recherche et de la direction du son.

La forme du pavillon est assez variable, suivant les individus, les familles, les races. Lavater et Amédée Joux ont voulu établir un rapport entre la forme du pavillon et le caractère, les aptitudes, le développement intellectuel des individus : Joux surtout a poussé très loin le paradoxe. « La forme et la couleur de l'oreille, dit-il, coïncidant : 1° avec la beauté et la noblesse ; 2° avec la laideur et la bassesse. Il y a des oreilles intelligentes, des oreilles stupides, des oreilles dont les formes sont pleines de distinction. Il y en a qui sont insuffisantes, ignobles ou bestiales. Une oreille blanche, souple, d'une forme harmonieuse et élégante, avec un lobule pur, d'une grandeur convenable, s'attachant heureusement à la tête qui la porte ne peut appartenir à un être vulgaire ; si au contraire l'oreille est rouge, rude, épaisse, si son lobule est massif et injecté de sang, disproportionné, mal attaché, dites que celui qui la porte est disgracié de la nature, que ses penchants pourront être ignobles ou répréhensibles... Nul des organes de l'homme ne nous a paru transmettre avec autant de fidélité que l'oreille la ressemblance *du père aux enfants :* nous avons pu constater d'une manière positive des relations adultères en rapprochant les oreilles des pères avec celles des enfants... » Aussi ne doute-t-il pas que la médecine légale trouverait là un élément important dans la recherche de la paternité (!) et c'est ainsi qu'il arrive à la formule : « Montre-moi ton oreille et je te dirai qui tu es, d'où tu viens, où tu vas. » Nos connaissances actuelles, surtout en ce qui concerne l'atavisme et la réversion ancestrale, nous dispensent d'accorder à ces propositions hasardées autre chose qu'une citation.

Cette exagération servira seulement à préciser le souvenir de ce fait vrai : que les différences individuelles se perpétuent avec une grande ténacité dans les familles.

Ceci semblerait indiquer que les différentes modalités de l'oreille pourraient devenir de bons caractères de race. On n'a pas manqué tout d'abord de faire un parallèle entre l'oreille de l'homme et celle du singe. Darwin, dans son *Traité de la Descendance de l'Homme*, a appelé l'attention sur un petit tubercule qu'on rencontre fréquemment à la partie supérieure du bord retroussé de l'hélix (tubercule de Darwin) ; il est à considérer comme le reste de la pointe primitive de l'oreille rejetée en avant et en dedans par l'enroulement de l'hélix. A la Société d'Anthropologie (1869), Alix a voulu assigner à l'oreille de l'homme un certain nombre de caractères propres, notamment la présence du lobule et la forme arrondie et continue du bord supérieur : mais l'orang a un rudiment de lobule et l'oreille du gorille et du chimpanzé est aussi arrondie et aussi bien ourlée que celle de l'homme (Hovelacque). D'autre part on peut retrouver dans notre race certaines dispositions habituelles chez les singes, comme le défaut d'ourlet, l'aplatissement de la partie postérieure et supérieure du pavillon, l'existence d'une sorte de pointe formée par l'interruption de l'hélix à la rencontre des bords postérieur et supérieur : il est vrai que l'*oreille simienne* est considérée par certains auteurs comme un caractère réversif. On pourrait aussi à ce point de vue accorder une certaine importance à la forme de l'apophyse mastoïde, saillie acuminée qui se trouve chez l'homme en arrière de l'oreille et qui n'existe pas chez les singes inférieurs où elle est remplacée par un méplat. En s'élevant dans la série des primates, on voit l'apophyse mastoïde se développer : déjà appréciable chez le macaque, elle est complètement formée chez les anthropoïdes, un peu moindre cependant que chez l'homme. Pour Gellé, le développement de l'apophyse mastoïde est surtout en rapport avec la station debout et le développement des muscles rotateurs de la tête.

L'examen de l'oreille dans les différentes races n'a pas encore donné de résultats bien précis. D'après les recherches de Buchanan, l'angle suivant lequel le pavillon se rattache au crâne, doit être de 15° à 30° ; mais il y a de très grandes différences. Chez certaines peuplades le pavillon est parallèle à la région temporale : cet aplatissement, surtout chez la femme, paraît dû à la coiffure ou bien aux déformations que l'on fait parfois subir à la tête dès l'enfance. Le plus souvent l'oreille est très écartée de la tête dans les races inférieures et forme un angle se rapprochant plus ou moins de 45° (Nègres, Kabyles, Mongols). Chez certains Australiens, chez les Pandites et les Kachmris, etc., on trouve au contraire l'oreille bien placée et bien formée.

Le lobule est parfois court et sessile : on dit alors qu'il manque. C'est un caractère qu'on a voulu considérer comme spécial aux Berbers blonds de l'Algérie (Chaouias) ; on le retrouve ailleurs et en particulier chez les crétins des Pyrénées auxquels on donne le nom de *cagots*.

L'allongement du lobule est plus fréquent et ce caractère avait vivement frappé les premiers navigateurs. Magellan raconte que chez une peuplade de l'Amérique du Sud, cette partie de l'oreille descend jusque sur la poitrine : il ajoute avec le plus grand sérieux que les *Grands-Oreillards*, lorsqu'ils sont couchés, se servent d'une de leurs oreilles comme matelas et de l'autre comme couverture. Bonnafont, en rapportant ce récit, le trouve si extraordinaire qu'il ne peut s'empêcher de lui appliquer l'axiome : « A beau mentir qui vient de loin. »

L'allongement du lobule est fréquemment dû à la perforation qui permet d'y passer des cylindres de bois (1), des coquillages, des touffes d'herbes ou de plumes, des anneaux, etc. Dans certains cas il peut alors acquérir un véritable caractère

(1) D'après Fr. Müller, les Cafres utilisent leurs perforations d'une façon assez curieuse : dans l'une ils mettent leur tabatière (roseau creusé) et dans l'autre une petite cuiller d'ivoire qui leur sert à puiser le tabac.

elhnique comme dans les populations anciennes de l'Inde et de l'Indo-Chine (Laos) ; on l'a vu descendre jusqu'aux épaules (Topinard). Quant à l'usage de la perforation en lui-même, on ne sait trop encore s'il faut le considérer comme dû seulement à la coquetterie ou s'il convient de le faire remonter plus haut. Il est possible qu'au début la perforation du lobule ait été seulement une marque d'esclavage. On lit en effet dans le Deutéronome, chap. XV, § 17 : « Vous prendrez une alène et vous lui percerez l'oreille à la porte de votre maison et il vous servira pour jamais : vous ferez de même à votre servante. » La perforation existant, on songea à l'utiliser et les pendants d'oreille auraient été primitivement un signe d'esclavage (1).

M. Topinard a donné un tableau de la longueur de l'oreille d'où il semble résulter que les plus longues oreilles se rencontrent chez les nègres Mélanésiens (70 mm.) et les plus courtes chez les Européens (63 mm. 1 en moyenne chez les hommes) : mais dans le même tableau on trouve pour trois négresses africaines une moyenne de 55 mm. 6. L'indice, c'est-à-dire le rapport de la largeur à la longueur serait peut-être plus important au point de vue anthropologique : au minimum chez les Jaunes, moyen chez les Européens, au maximum chez les Nègres d'Afrique et de Polynésie. Il continue d'ailleurs à grandir en passant aux anthropoïdes et aux singes. Nous rappelerons seulement pour mémoire la formule donnée par Quételet : un œil et demi = une base et demi du nez = une bouche ; deux yeux = une oreille dans le sens vertical. Ce sont des mesures très approximatives.

Applications aux criminels et aux aliénés. — Bien que les données que nous venons d'énumérer rapidement n'aient pas fourni jusqu'à ce jour de grands résultats au point de vue anthropologique pur, les auteurs, criminalistes et aliénistes,

(1) Je dois cette indication, comme beaucoup d'autres, à M. le professeur Lacassagne dont j'exprime ici l'opinion. Je suis heureux de l'occasion qui m'est offerte de le remercier pour la bienveillance avec laquelle il a mis à ma disposition sa riche collection de notes et de documents.

qui veulent voir partout des dégénérescences ou des réversions ancestrales vers le type primitif, n'ont pas manqué de chercher à les appliquer aux criminels et aux aliénés.

Lombroso s'est en particulier livré à cette étude : sur 100 des criminels examinés par lui, les oreilles écartées sont notées 28 fois. Mais d'autre part, sur 500 criminels, Marro ne les a trouvées ainsi que dans 7,8 0/0 des cas, avec maximum de 15 0/0 chez les vagabonds et un minimun de 2 0/0 chez les violateurs. Sur deux criminels les oreilles n'avaient pas d'hélix ; deux fois elles étaient petites et minces, trois fois inégales, trois fois l'une étaient plus basse que l'autre, deux fois elles étaient ratatinées. Chez les femmes criminelles on trouverait moins souvent les oreilles en anse (7 fois sur 119). Lombroso insiste sur le caractère que l'oreille en anse contribue à donner à la face et rappelle que Messaline avait les oreilles écartées : on peut s'assurer du reste en examinant les bustes des empereurs romains que la plupart ont les oreilles longues et souvent écartées.

Grâce à l'obligeance du professeur Lacassagne, j'ai pu examiner, à la prison Saint-Joseph, quarante-trois jeunes détenus. Il est certain que j'ai été frappé comme lui de la fréquence de l'écartement des oreilles, mais au total tous ces pavillons ne m'ont pas présenté plus d'anomalies qu'on n'aurait pu en trouver chez un même nombre de sujets à conscience nette et sans casier judiciaire. Marro attribue aussi à l'oreille en anse une certaine importance et lui assigne un caractère atavique, parce qu'elle existe chez beaucoup de singes et dans quelques races inférieures. Mais il est forcé de convenir lui-même qu'il n'y a point de règles fixes. En Afrique, dit-il, on en trouverait plus fréquemment chez les Turcs, les Grecs, les Maltais, que chez les Fellahs, les Berbers et les nègres du Soudan.

Les déformations paraissent d'ailleurs plus fréquentes chez les aliénés. Morel, dans son remarquable *Traité des dégénérescences*, les considère comme un des meilleurs signes de la dégénérescence héréditaire : aussi donne-t-on parfois le nom *d'oreille de Morel* aux malformations dans lesquelles le pavillon est mal développé et le lobule manque ou dans lesquelles encore les bords sont irréguliers ou festonnés. Il faut y ajouter la présence du tubercule de Darwin, l'exagération de longueur ou l'adhérence du lobule et enfin une malformation plus récemment décrite par Féré et Huet à la Société de biologie (1885). Dans ce dernier cas la racine de l'hélix au lieu de s'enfoncer au dessus du tragus dans la conque, continue son trajet et arrive à s'anastomoser avec l'anthélix en faisant la même saillie que lui : la conque se trouve alors divisée en deux cavités secondaires par une sorte de pli de passage plus ou moins incliné en arrière et en bas. Cette anomalie est habituellement symétrique et peut coïncider avec d'autres malformations du pavillon.

Il faut avouer d'ailleurs qu'il n'y a rien en tout ceci de vraiment caractéristique et surtout rien de constant : toutes ces déformations peuvent se rencontrer sur des sujets sains d'esprit. S'il existe une formule qui puisse rendre des services au point de vue de l'anthropologie criminelle et de l'aliénation, elle est encore à dégager.

Importance du pavillon au point de vue de l'identification anthropométrique. — On sait que depuis 1881 on a remplacé dans les prisons et établissements pénitentiaires français l'ancien signalement par des mesures anthropométriques sur les données fournies d'une manière si ingénieuse par M. A Bertillon. (1) L'oreille joue un grand rôle dans ce signalement

(1) Nous empruntons au guide publié par M. Bertillon en 1885 *(Identification anthropométrique. Instructions signalétiques)* le procédé suivant lequel on doit prendre les mensurations de l'oreille avec le compas glissière.

73. Le sujet ayant la figure tournée vers la fenêtre, lui faire incliner légèrement la tête à gauche et en arrière de façon que l'oreille se présente bien et que l'extrémité inférieure de la tige du compas ne puisse se buter contre l'épaule, ce qui se produirait infailliblement si la tête conservait sa position normale.

74. De la main droite placer la tige du compas dans une position presque verticale, mais parallèle à la ligne déterminée par le tragus et les deux attaches supérieures et inférieures de l'oreille, les grandes branches du compas étant

anthropométrique qui a déjà rendu de si grands services dans l'identification des criminels et des récidivistes, car si rien n'est plus difficiles à trouver que deux oreilles absolument semblables, rien n'est plus facile que de fixer par une bonne photographie de profil tous les détails d'une oreille donnée.

Les fiches d'identification portaient tout d'abord seulement la longueur de l'oreille; aujourd'hui on y trouve consigné en même temps le chiffre de la largeur. La mensuration se pratique pour plus de commodité sur l'oreille droite. Il est à noter ici que, d'après les recherches de Kuhn (de Strasbourg), le pavillon se développe après la naissance beaucoup plus en longueur qu'en largeur : la conque se développe aussi très rapidement. Des recherches seraient nécessaires pour savoir si l'oreille se modifie beaucoup après la première enfance et l'adolescence. M. Lacassagne possède plusieurs photographies de Midy, le complice de Gamahut, à partir de l'âge de douze ans : or il

dirigées vers le derrière de la tête et, autant que possible à plat sur le crâne, la branche fixe en haut et la mobile en bas.

75. De la main gauche immobiliser la branche fixe du compas en prenant pour point d'appui le haut de la tête du sujet, le pouce gauche fortement allongé appuyant fortement sur le bouton de cette branche de façon qu'elle touche, sans déprimer, le bord supérieur de l'oreille, et en même temps pousser lentement la branche mobile, au moyen du pouce droit, jusqu'à affleurement avec le point extrême de la goutte de l'oreille (lobule).

76. Dans ce mouvement qui demande une grande sûreté de main appuyer de préférence le pouce droit sur le poussoir placé sur le même côté que les grandes branches.

77. Lire et dicter l'indication de l'index après avoir jeter un dernier coup d'œil sur la position des deux branches.

Nous ne saurions trop insister sur le soin qu'il faut porter dans cette opération pour ne pas déprimer la peau de l'ourlet supérieur ou de la goutte (lobule), ce qui occasionnerait, del a façon la plus aisée du monde, une différence de plusieurs millimètres.

79 Une autre difficulté se présente pour les gouttes collées qui se prolongent en pointe le long de la joue. — C'est la dernière extrémité de la pointe, quelque ténue qu'elle soit, qui sert de point de repère.

80 On indique cette particularité... au moyen des lettres *pr.* (prolongé) à la suite du chiffre de la mensuration.

81. Les oreilles déchirées, échancrées, coupées, etc., doivent être mesurées telles quelles...

82. L'approximation tolérée pour la mensuration de l'oreille est de un millimètre.

semblerait résulter de l'examen comparatif de l'oreille (c'est la gauche) que celle-ci avait déjà acquis son développement à l'époque de la première pose. Chez l'homme âgé et le vieillard, le pavillon perd de sa légèreté, de la netteté de ses saillies et dépressions, et devient pour ainsi dire flasque.

Il importe aussi au plus haut point de noter avec soin, comme autant des signes particuliers toutes les modifications congénitales ou pathologiques, que peut présenter le pavillon et elles sont nombreuses. Nous ne les signalerons que rapidement; nous en avons d'ailleurs indiqué un certain nombre antérieurement. On peut les distinguer avec Politzer, en anomalies de formation *par excès* et *par défaut*.

Les anomalies par excès de formation sont les dimensions exagérées du pavillon, générales ou localisées, l'allongement excessif du lobule, la présence d'un ou plusieurs pavillons supplémentaires siégeant sur la joue, le cou, l'épaule (anomalies de position). Urbantschitsch cite aussi comme anomalie de position le renversement complet de l'organe d'ailleurs normalement situé.

Les anomalies par défaut de formation se montrent sous forme d'absence totale de pavillon, de rabougrissement des cartilages, de malformations plus ou moins localisées. Le pavillon apparaît comme un bourrelet de peau ou appendice cartilagineux rudimentaire, tantôt recourbé en forme de crochet ou en spirale, ou enroulé sous forme de cornet d'oreille de chat, tantôt comme une excroissance sous forme de chou-fleur, etc. Les anomalies par arrêt de développement du pavillon s'accompagnent fréquemment de malformations du conduit auditif externe, de l'oreille moyenne ou même du labyrinthe. Il faut y ajouter les fistules branchiales qui viennent déboucher le plus souvent au devant du tragus et qui semblent n'avoir aucun rapport avec le développement de l'oreille (Urbantschitsch) et le coloboma auris, sorte de fente qui divise le lobule et la conque en deux parties et qui répond au développement primitif par deux masses distinctes.

Les déformations pathologiques ne sont pas moins nombreuses : il faut signaler tout d'abord les cicatrices qui peuvent siéger sur tout les points mais surtout sur le lobule par suite de la présence des boucles d'oreille qui ont pu déchirer le lobule. On a signalé ce fait que chez certains strumeux le poids du pendant d'oreille pouvait déchirer le lobule autant de fois qu'on voulait répéter la perforation, ce qui finissait par lui donner un aspect déchiqueté (Constantin Paul). De petits fragments de boucles d'oreille peuvent se casser et s'enkyster dans le lobule où ils forment de petites tumeurs. Nous y ajouterons les productions cornées, les tumeurs fibreuses, sébacées, sanguines (othématomes), les tumeurs érectiles, les affections cutanées tenaces comme l'eczéma, les tophus crétacés de la goutte (Garrod, Charcot) qui siègent surtout sur l'hélix, etc.

Nous n'avons pas besoin d'insister pour faire comprendre comment des lésions si variées et généralement persistantes peuvent servir dans la recherche des criminels et de quel précieux secours elles peuvent être pour assurer l'identité. Parmi les jeunes détenus que nous avons examinés, nous en avons trouvé un dont l'oreille gauche est toute recroquevillée par suite d'un violent traumatisme (chute d'un arbre sur la tête lorsqu'il avait six ans) : cet homme est à jamais reconnaissable entre tous.

§ III. LÉSIONS TRAUMATIQUES DE L'OREILLE.

Les plaies de l'oreille sont soumises d'une manière générale aux mêmes règles d'expertise médico-légale que tous les autres cas de coups et blessures. Le médecin est requis pour constater l'étendue du dommage matériel en application des articles 309, 310, 311 du code pénal (1). Or ce dommage est fort variable et

(1) L'article 310 vise principalement la préméditation ; les deux autres sont rédigés ainsi qu'il suit :

Article 309. Tout individu qui volontairement aura fait des blessures, ou porté des coups, ou commis tout autre violence de voie de fait, s'il est résulté de ces sortes de violences une maladie ou une incapacité de travail pendant plus de vingt jours, sera puni d'un emprisonnement de deux à cinq ans et d'une

souvent très dificile à apprécier, non seulement en raison de la difficulté du sujet même, mais aussi parce que l'expert se trouve en présence de gens qui ont intérêt à exagérer leur état et à simuler une affection plus grave que celle dont ils sont réellement porteurs. Nous ne pouvons malheureusement nous étendre ici sur toutes les conséquences des blessures de l'organe de l'ouïe, mais avant d'entrer dans le détail nous dirons un mot de la surdité, des troubles nerveux (*syndrôme de Ménière*) et de la mort qui peuvent en résulter.

Les détails dans lesquels nous sommes entrés à propos de l'anatomie et de la physiologie de l'organe de l'ouïe permettent de se rendre compte de la facilité avec laquelle les blessures de l'oreille pourront amener une perte plus ou moins complète de l'audition. Que des exostoses ou des adhérences entre les parois du conduit auditif externe viennent à en oblitérer la lumière, les sons ne pourront plus atteindre la membrane tympanique. Que la caisse du tympan s'enflamme à la suite

amende de seize à deux mille francs. — Il pourra en outre être privé des droits mentionnés à l'article 42 du présent code pendant cinq ans au moins et dix ans au plus, à compter du jour où il aura subi sa peine. — Quand les violences ci-dessus exprimées auront été suivies de mutilation, amputation ou privation de l'usage d'un membre, cécité, perte d'un œil, ou *autres infirmités permanentes* le coupable sera puni de la réclusion. — Si les coups portés ou les blessures faites volontairement, mais sans intention de donner la mort l'ont pourtant occasionnée, le coupable sera puni des travaux forcés à temps.

Article 311. Lorsque les blessures ou les coups ou autres violences ou voies de fait, n'auront occasionné aucune maladie ou incapacité de travail de celles mentionnées à l'article 309, le coupable sera puni d'un emprisonnement de six jours à deux ans et d'une amende de 16 fr. à 200 fr., ou de l'une de ces deux peines seulement...

Le code pénal allemand (article 224, *Tribunaux régionaux*) prévoit la perte de l'ouïe qui n'est pas mentionnée chez nous et punit le coupable de cinq ans de maison de force et de un an de prison au moins. L'article 226 (Cours d'assises) dit que si les blessures ont entraîné la mort, la peine sera au moins de trois ans de prison ou de maison de force et l'article 231 fixe les dommages intérêts en faveur du blessé qui peuvent s'élever à 6,000 marcks.

Le code pénal autrichien (article 134) dit qu'il y a encore meurtre lorsque la mort est due à des causes accidentelles mais déterminées par l'acte lui-même. Les articles 152 et 156 font des différences entre l'incapacité pofessionnelle et l'incapacite de travail. La perte de l'ouïe est prévue comme dans le code pénal allemand.

d'une plaie, d'une fracture, etc., la membrane vibrante et les osselets peuvent disparaître emportés par la suppuration; l'appareil transmetteur est détruit et la conséquence en est facile à déduire. La surdité sera encore bien plus certaine si la lésion atteint les organes si délicats qui sont contenus dans le labyrinthe.

Dans un grand nombre d'affections de l'oreille on voit survenir un symptôme très pénible auquel bien des malades préféreraient la surdité la plus complète : Ce sont les bourdonnements. Les malades en donnent les descriptions les plus variées : ce sont des sifflements, des sonneries, des notes aiguës, des bouillonnements, des bruits de marteau, de chute d'eau, etc. etc. L'intensité en est très variable : supportable dans la plupart des cas, il n'est pas rare cependant de les voir empoisonner l'existence de malheureux malades qui ne peuvent se livrer à aucun travail intellectuel, perdent le sommeil, deviennent hypocondriaques et finissent parfois par se suicider. Chez d'autres, pour peu qu'il y ait de prédisposition cérébrale, le bruit s'organise il devient une voix, une véritable hallucination; la lypémanie, le délire des persécutions en sont une conséquence rapide. Depuis qu'on cherche à trouver à la folie des causes somatiques, on a décrit un certain nombre de cas d'aliénation mentale consécutifs aux lésions les plus diverses de l'appareil auditif. L'epilepsie n'est point rare dans de telles circonstances.

Le vertige est également une complication fréquente des maladies de l'oreille et on s'accorde à le considérer comme un signe de l'irritation des canaux semi-circulaires qui, nous l'avons dit, serviraient à nous donner la notion de notre position dans l'espace. Peu accusé, passager dans certain cas, il peut à son maximum constituer une maladie des plus graves à laquelle on a donné le nom de *vertige de Ménière*, de l'auteur qui l'a décrite le premier. Un individu bien portant, sans cause appréciable ou sous l'influence d'un bâillement, de la mastica-

tion, (1) etc., entend tout-à-coup un sifflement effroyable dans son oreille et se sent pris de vertige. Cramponné au premier objet qui lui tombe sous la main, il voit tout tourner autour de lui : lui-même est entraîné à gauche ou à droite, en avant ou en arrière, ou bien il lui semble qu'il tombe dans un précipice sans fond ; parfois au contraire il se sent emporté dans les airs. Les jambes se dérobent, le plancher semble s'effondrer : finalement il tombe couvert d'une sueur froide et en proie à une angoisse inexprimable. Après quelques nausées ou un vomissement, il se relève et se trouve plus ou moins sourd.

Il n'a perdu connaissance à aucun moment et rend compte de tout ce qu'il a éprouvé : une série d'accès se reproduira ainsi à des intervalles plus ou moins éloignés jusqu'à la surdité complète avec l'apparition de laquelle le vertige disparaît habituellement. La lésion est alors une atteinte primitive du labyrinthe, habituellement une hémorragie ; dans un certain nombre de cas les traumatismes du crâne et les fractures du rocher lui donnent naissance. A côté de cette forme par accès, qu'on pourrait dire primitive, le vertige de Ménière peut aussi se rencontrer dans toutes les affections de l'oreille (surtout de l'oreille moyenne) qui ont pour résultat d'augmenter la pression du liquide intra-labyrintrique par pression exagérée de l'étrier sur la fenêtre ovale. Dans ces cas le vertige se trouve plus souvent sous forme *continue* que par accès et on est en présence d'un *état vertigineux* habituel qui a été bien étudié par le professeur Charcot. Nous pourrions citer plusieurs cas où les malades atteints de ce vertige continu ont été arrêtés

(1) Comme fait intéressant nous emprunterons celui-ci à Burkart-Merian il se trouvait dans une gare, un coup de sifflet retentit, un homme à côté de lui tombe comme foudroyé, tout d'une pièce comme un épileptique. Le bruit strident du sifflet mêlé au bruit du jet de vapeur avait déterminé un vertige formidable qui l'avait cloué sur le sol. Il n'avait pas perdu connaissance : « Si le tapage durait assez longtemps, disait-il, je suis sûr que je mourrais. » Les accidents avait débuté quatre ans auparavant un jour qu'un organiste de ses amis lui fit la mauvaise plaisanterie de lui faire partir dans l'oreille droite un son des plus perçants : il chancela et faillit tomber d'une hauteur de quinze pieds.

dans la rue et conduits au poste sous l'inculpation d'ivresse publique.

Enfin la mort peut être le résultat d'une suppuration de l'oreille par suite d'une méningite ou méningo-encéphalite, d'un ramolissement ou d'un abcès du cerveau et du cervelet, d'une trombose des sinus de la dure-mère. Nous n'insistons pas sur ces faits qui sont classiques et bien connus de tous les médecins. L'énumération que nous venons de faire suffira à montrer quelle peut être la gravité d'une lésion de l'oreille au point de vue de la fonction et de la vie.

Les transmatismes de l'oreille ont été divisés par Urbantschitsch en deux catégories distinctes : 1° *Lésions traumatiques de l'oreille par variations dans la pression atmosphérique et par ébranlement ; 2° lésions traumatiques proprement dites.*

1° Lésions traumatiques de l'oreille par variation dans la pression atmosphérique et par ébranlement. — Ces lésions peuvent atteindre la membrane du tympan, la caisse, le labyrinthe et le nerf auditif : celle de la membrane et de l'oreille interne sont les plus importantes au point de vue médico-légal.

Rupture du tympan. — Elles ont été surtout étudiées au point de vue qui nous occupe par Politzer.

Elles résultent le plus souvent de coups donnés sur l'oreille avec la main ou le poing, d'une chute sur l'oreille, de coups de fusil ou de canon (1) au voisinage de l'oreille. Dans ce cas la compression se fait de dehors en dedans. La condensation de l'air peut aussi se faire dans l'intérieur de la caisse du

(1) Les lésions de l'oreille, la perforation du tympan, l'hémorragie, sont beaucoup moins fréquentes aujourd'hui chez les artilleurs qu'à l'époque où on se servait d'armes se chargeant par la gueule. A cette époque, en effet, un homme devait se tenir près de la gueule du canon, à un pas de distance, au foyer du son pour ainsi dire ; depuis le chargement par la culasse les servants se placent assez loin en arrière. L'accident se voit encore quelquefois surtout chez les marins.

tympan (cathétérisme, strangulation, jeu des instruments à vent). Sur un relevé de 54 cas à l'hôpital militaire de Vienne (1867 à 1877), Chimani a trouvé que la rupture était due 38 fois à des soufflets, 6 fois à une chute sur la tête, 3 fois à un coup de pied de cheval sur la tête, 2 fois à des coups de bâton sur la tête, 2 fois au jeu d'instruments de cuivre, 2 fois à la détonation d'un fusil chargé à balle et une fois à une chute dans l'eau d'une grande hauteur.

C'est donc le soufflet qui est la cause de la rupture dans le plus grand nombre de cas ; aussi est-ce le plus souvent l'oreille gauche qui est atteinte : L'oreille droite n'est frappée que si l'agresseur est gaucher ou placé derrière la victime. Le soufflet n'a pas besoin d'être très fort pour causer le dommage : un violent soufflet pourra rester sans effet sur la membrane si le conduit auditif externe n'est pas complètement fermé par la main qui frappe.

Les symptômes sont : une violente détonation ou une forte douleur dans l'oreille, souvent du chancellement, des vertiges, des bourdonnements.

L'examen objectif a une très grande importance surtout s'il est pratiqué au début. La rupture est le plus souvent linéaire ou allongée et ovalaire : il y a parfois un arrachement réel d'une partie de la membrane ou même, le fait est très rare, un véritable détachement en totalité au pourtour de l'anneau tympanal. Le plus souvent la rupture est unique, Politzer l'a vue double et Bonnafond, après une explosion de gaz, a trouvé le tympan perforé de trous comme un crible. Le pourtour de la rupture est délimité d'une manière précise et recouvert d'un caillot sanguin irrégulier, brun ou noir-rougeâtre. Dans le voisinage on trouve parfois de petites ecchimoses. A travers la perforation on voit la muqueuse de la caisse pâle, un peu humide, mais nullement hyperémiée.

Politzer attache une grande importance à ce fait que dans les ruptures récentes sur des oreilles primitivement saines, si on fait pratiquer au malades l'expérience de Valsalva (1), l'air traverse la perforation avec un bruit de souffle *très large et profond.* Si au contraire l'oreille était malade auparavant, l'air s'échappe avec des râles et un bruit de bouillonnement.

Mais si le malade se présente plus tard à l'examen, il est bien plus difficile de se prononcer car la rupture se ferme habituellement avec une grande rapidité il peut aussi s'être installé une suppuration dont l'origine est impossible à préciser. Il faut bien savoir d'ailleurs qu'une rupture par soufflet peut amener la mort par propagation de l'inflammation aux méninges et au cerveau : Gruber et Lucal en ont cité des exemples.

Les terminaisons peuvent être : 1° la réparation complète sans cicatrice, et dans ce cas, la *restitutio ad integrum* est la règle 2° la réparation avec cicatrice : dans ce cas l'ouïe peut encore être intacte, mais souvent il se produit des troubles de de l'ouïe et des bruits subjectifs auxquels on peut d'ailleurs remédier; 3° la persistance de la perforation qui expose le malade à des récidives de la suppuration dans la caisse.

On voit par là combien le médecin doit être réservé dans *l'appréciation médico-légale* des ruptures tympaniques puisque c'est avec peine qu'il peut se prononcer sur leur nature même. Le médecin n'est autorisé à dire qu'il y a rupture que dans les cas où il a examiné le tympan *dans les trois premiers jours* et que s'il voit la réparation se faire *sous son observation* en quelques semaines. Dans tout autre cas il faut dire avec Casper : « l'examen ne fait rien découvrir qui permette d'affirmer ou de nier que la lésion de l'oreille est due à la cause alléguée. »

Ceci est d'autant plus important que nombre de personnes portent des lésions dans l'oreille dont elles ne se doutent pas : une surdité unilatérale peut passer fort longtemps inaperçue

(1) L'expérience de Valsalva consiste dans une forte expiration que fait le malade après avoir fermé la bouche et les narines et qui a pour résultat de faire pénétrer de l'air dans la caisse par la trompe d'Eustache.

du malade et son entourage. L'expérience montre que des otorrhées même peuvent rester ignorées et on en trouve parfois chez des individus au moment où il nient de bonne foi avoir jamais eu d'écoulement par le conduit : souvent aussi le plaignant cherche à cacher une maladie ancienne de l'oreille pour demander de plus forts dommages-intérêts L'examen objectif montrera alors des dépôts calcaires, des cicatrices anciennes sur le tympan, etc. Il faut tenir grand compte dans cet ordre d'idées de la profession du plaignant : on voit souvent en effet un degré plus ou moins accusé et plus ou moins connu de surdité chez les gens qui travaillent au milieu du bruit ou sont exposés à de brusques changements de température (forgerons, chaudronniers, tonneliers, conducteurs de locomotives).

On peut aussi demander à l'expert si la blessure est grave ou légère. S'il n'y a pas d'ébranlement du coté du labyrinthe (voir plus loin), si après la cicatrisation l'audition revient complètement, on peut dire l'affection légère. Si au contraire il y a ébranlement du labyrinthe, s'il persiste après la cicatrisation un peu de diminution de l'ouïe, on peut l'estimer grave. Il en sera de même s'il y a eu suppuration prolongée. Le médecin-expert ne pourra donc se prononcer qu'après un temps qui doit être évalué au moins à *trois mois*.

Ebranlement du labyrinthe et du nerf auditif. — Nous venons de dire que la compression brusque de l'air peut produire un ébranlement du labyrinthe : celui-ci est toujours moins marqué quand il y a rupture que quand la membrane reste intacte. Dans ce dernier cas en effet toute la force du choc est transmise au labyrinthe, tandis que dans le premier une partie se perd dans la production de la solution de continuité.

A un degré léger, on n'a pas d'autres symptômes qu'un peu d'étourdissement, de tintement subjectif, disparaissant au bout de quelques heures ou de quelques jours ; à un degré plus élevé on observe des bruits subjectifs, des vertiges, de la surdité : celle-ci peut persister alors que les autres phénomènes se sont amendés. Enfin la surdité et les troubles qui constituent le symdrôme de Ménière peuvent persister. La montre appliquée sur le crâne est peu ou pas entendue par l'oreille atteinte suivant le degré de l'ébranlement : le diapason placé sur le vertex est beaucoup mieux apprécié du côté sain.

La constatation médico-légale d'une affection labyrinthique est une des tâches les plus difficiles qui incombent au médecin légiste. L'impossibilité d'affirmer qu'elle n'existait pas avant le choc, la nécessité de s'en rapporter « aux déclarations d'un plaignant qui cherche à obtenir une indemnité pécuniaire, doivent engager le médecin à ne prononcer qu'avec la plus grande réserve et à soupçonner toujours une simulation ou des exagérations. » (Urbantschitsch).

Nous reviendrons sur les moyens de déjouer les simulations.

LÉSIONS TRAUMATIQUES PROPREMENT DITES. — Elles peuvent être produites par des corps contondants, les instruments piquants ou coupants, les armes à feu, les corps étrangers, les agents thermiques ou chimiques.

Pavillon. — Pour le pavillon les plaies sont ici comme dans toutes les autres parties du corps d'autant plus faciles à guérir et à réparer que la solution est plus nette ; les coupures et les piqûres, telles qu'il s'en produit dans les duels ou les batailles, même le détachement complet du pavillon guérissent bien avec quelques sutures et des précautions antiseptiques. Au contraire les plaies contuses, les morsures sont fréquentes dans certains pays : Hoffmann a vu en peu de temps dans le Tyrol trois cas d'arrachement du pavillon avec les dents. Les déchirures, donnent plus fréquemment lieu à des sphacèles de la peau et à des nécroses plus ou moins étendues du cartilage : il en résulte parfois un recroquevillement du pavillon qui obstrue plus ou moins le méat auditif et devient ainsi une cause d'affaiblissement de l'ouïe. En dehors de cela les blessures et même la perte du pavillon amènent fort peu de troubles dans la fonction (1).

(1) Trautmann, dans le chapitre de l'Encyclopédie de médecine légale de Maschka qu'il a consacré aux blessures de l'oreille, a rapporté un fait de brûlure par explosion d'une lampe à pétrole. La brûlure portait sur le cou et

Au point de vue médico-légal on a surtout à apprécier les difformités consécutives : le médecin devra rechercher si la difformité est très notable et si elle est facile à masquer (1).

Tumeur sanguine du pavillon ou othématome. — L'othématome nous parait mériter une mention spéciale non seulement parce que les déformations qu'il laisse à sa suite sont assez caractéristiques pour jouer, le cas échéant, le rôle d'un excellent signe d'identité, mais aussi parce que le mécanisme de sa production intéressera souvent le médecin légiste.

L'othématome se présente sous la forme d'une tumeur du volume d'un pois, d'une noisette ou même d'un œuf de pigeon, qui se développe graduellement dans la cavité de l'hélix entre l'hélix et l'anthélix, dans la fossette scaphoïde, jamais au niveau du lobule. Cette tumeur est fluctuante surtout à son centre, tandis que la périphérie présente une induration marquée qui lui donne des contours bien limités : la palpation détermine parfois un peu de crépitation.

L'othématome peut rester longtemps stationnaire ; généralement il finit par se résorber lentement par disparition des parties liquides du sang épanché entre le périchondre et le cartilage. Mais ce travail ne se fait pas sans amener une difformité de l'oreille, difformité qui a été bien étudiée par le professeur Virchow. La conque se rétrécit notamment de haut en bas et de dehors en dedans, se recourbe sur certains points

le pavillon droit qui, après guérison se recroquevilla considérablement. La guérison s'obtint sans grand dommage pour l'ouïe, bien que l'inflammation eût gagné le conduit et le tympan.

(1) Dans quelques cas rares la simple perforation du lobule pour y introduire les pendants d'oreilles peut donner lieu à l'action de la justice. Les journaux judiciaires de l'époque ont rendu compte du fait suivant : au mois de décembre 1884 une mère entrait dans un magasin avec sa petite fille pour lui faire percer les oreilles. La bijoutière, Mme M., en l'absence de son mari, fit la petite opération. Le soir même l'oreille enflait, puis le cou : l'enfant portée à l'hôpital y mourut dans la nuit. La bijoutière fut poursuivie pour homicide par imprudence et exercice illégal de la médecine. La seconde prévention fut écartée par le Tribunal qui estima que le percement du lobule ne relevait pas de la chirurgie. Mais sur le premier chef, Mme M. fut condamnée à 50 fr. d'amende et 150 fr. de dommages-intérêts.

davantage, s'enfonce dans d'autres et arrive ainsi à une conformation particulière, comme ratatinée.

L'hématome de l'oreille s'observe surtout chez les aliénés : on a pu la rencontrer chez les gens sains d'esprit, soit sur des vieillards par suite de modifications anatomiques dans le cartilage dûs aux progrès de l'âge, soit sur des sujets plus jeunes en possession de la diathèse arthritique, la diathèse congestive par excellence. Ce sont des faits rares, faciles à compter : en général on peut dire que c'est une affection des asiles d'aliénés. Il faut toutefois faire une exception pour toute une catégorie d'individus : je veux parler des lutteurs et des boxeurs chez lesquels l'othématome est fréquent. Chose curieuse, quand on examine dans les musées, les oreilles sur des statues des pugilistes, des héros et des demi-dieux (Hercule, Castor, Pollux, Hermès, etc.) que nous a léguées l'antiquité grecque, on y retrouve la déformation caractéristique de l'othématome. Ce rapprochement fait pour la première fois par le savant aliéniste Gudden, dont on n'a pas oublié la fin dramatique, a servi d'argument à ceux qui voient dans le traumatisme la raison étiologique de l'accident qui nous occupe (1).

Il y a en effet, à propos de l'othématome, deux théories bien distinctes qui ont donné lieu à une foule de travaux qu'il serait trop long de rappeler ici. Pour les uns (Marcé, Merland, Delasiauve, Morel, Dumesnil, etc.) l'othématome des aliénés est dû à une congestion des vaisseaux de l'oreille externe dont la dilatation va jusqu'à l'hémorrhagie. Kuhn, dans sa thèse, fait remarquer qu'on a rencontré l'othématome dans toutes les

(1) Le fait est déjà signalé par Winkelmann (*Histoire de l'art dans l'antiquité*, trad. Huber, 1781, t. II, p. 139) : pour cet auteur les sculpteurs grecs rendaient l'oreille avec une finesse et une vérité inconnue depuis. Il se fait fort de reconnaître l'origine d'une statue et de dire si elle a été réparée par la seule inspection du pavillon. Il faut dire cependant que dans une étude récente sur les variétés morphologiques du pavillon chez l'homme (*Revue d'anthropologie*, avril 1886), MM. Féré et Séglas arrivent à une conclusion tout opposée. Après avoir examiné les statues et les bustes du musée des antiques au Louvre, ils arrivent à cette conclusion que les statuaires connaissaient toutes les modalités différentes du pavillon, mais ne leur attachaient pas d'importance.

affections mentales et fait jouer un grand rôle à l'état cachectique concomitant. Son apparition, dit-il, coïncide toujours avec cette période de l'aliénation mentale où les fonctions de la vie végétative ont en grande partie perdu leur vitalité, où l'inertie intestinale met obstacle à la nutrition, où le marasme, phénomène ultime, menace l'existence. Pour Bonnet les tumeurs sanguines de l'oreille constituent de véritables apoplexies congestives dues à la dégénérescence du grand sympathique. Plus récemment, M. Biaute les considère comme « le résultat d'hémorrhagies passives, d'épanchements actifs, dont les causes doivent se trouver dans un état pathologique des organes centraux du système nerveux. »

L'expérimentation a fourni à cette théorie un appui important. La célèbre expérience de Cl. Bernard avait déjà mis en évidence l'influence des lésions du sympathique cervical sur la circulation du pavillon de l'oreille. Brown-Sequard a vu chez les lapins des hémorrhagies du pavillon se produire à la suite de la lésion des corps restiformes ou de la moelle cervico-dorsale; Schiff avait déjà noté le même phénomène à la suite d'hémisections du bulbe. Duval et Laborde, Gellé, ont sectionné le bulbe au niveau de la partie la plus inférieure du quatrième ventricule et ont constaté les troubles circulatoires et caloriques observés par Cl. Bernard à la suite de la section du sympathique ; Gellé a vu de plus dans ces cas des hémorrhagies de l'oreille moyenne et du labyrinthe. En résumé, il semblerait bien que certaines parties du cerveau, que certains nerfs, jouent un rôle trophique spécial vis à vis de l'oreille.

Et cependant une deuxième théorie invoque une cause plus immédiate pour l'othématome : le *traumatisme.* A défaut de causes évidentes, dit Ferrus, pour expliquer les tumeurs des oreilles chez les aliénés, il semble rationnel de les attribuer à une pression trop prolongée de l'oreille ou à des frottements trop répétés. C'est l'opinion d'Ingels, de Griesinger, de Gudden, de Lunier, de Broca, de Magnan, etc., etc.

M. Bouteille, d'Armentières, a réuni (*Marseille médi-*

cal, 1880), tous les arguments en faveur de cette opinion et il faut avouer qu'ils font pencher la balance : ce sont les frottements répétés avec les mains ou des corps solides, les contusions que l'aliéné se fait plus ou moins volontairement, les résistances qu'il oppose souvent à tout ce qui se fait autour de lui et qui nécessitent l'emploi de moyens de contention, enfin les violences directes provenant des infirmiers.

Cette dernière cause n'est pas toujours bien facile à saisir, mais on conçoit que ce ne soit pas une raison suffisante pour en rejeter l'existence. En 1859, il y eut à Lyon une véritable épidémie d'othématomes dans le quartier des aliénés à l'Antiquaille : le seul fait du renvoi d'infirmiers violents la fit disparaître. On ne rencontre pas les tumeurs sanguines, dit Griesinger, dans les asiles bien dirigés où les gardiens sont activement surveillés. Les tumeurs sanguines, dit M. Dagron, disparaîtront des asiles lorsque les malades cesseront d'être frappés par leur gardiens, comme elle disparaitront de l'armée allemande (où elles sont nombreuses) lorsque les soldats ne seront plus brutalisés par leur chef. M. Max Simon, dans un rapport récent au Conseil général du Rhône, admet l'origine traumatique et exprime une semblable opinion. A l'asile d'Armentières, l'othématome était jadis fréquent et il a disparu depuis qu'on ne pince plus ou qu'on ne tiraille plus les oreilles des malades : M. Bouteille pour obtenir ce résultat n'a eu qu'à affirmer aux gardiens, rendus responsables, que l'othématome est toujours causé par des violences.

D'un autre côté, l'othématome est beaucoup plus fréquent sur l'oreille gauche et Griesinger ne manque pas de faire remarquer que celle-ci est plus à portée de la main droite des gardiens. Il faut d'ailleurs faire remarquer que si l'aliéné se frappe lui-même l'oreille avec la main droite, il y a plus de tendance à se frapper à droite. Enfin il est un dernier fait qui plaide contre l'origine purement congestive et nerveuse de l'accident qui nous occupe : l'othématome est fort rare chez la femme; ce qui tient d'une part à ce que les oreilles sont protégées chez elle par le bonnet et la chevelure, d'où il résulte qu'en cas de collision c'est la chevelure ou le bonnet qui supporte tout l'effort, et, d'autre part, à ce que les gardiennes sont moins promptes à la violence que les surveillants. Pour ma part j'ai déjà examiné les oreilles de bon nombre d'aliénées à l'asile de Bron sans rencontrer d'othématome et M. le professeur Pierret m'a dit qu'il n'en existait pas dans tout le quartier des femmes dont il est le médecin en chef.

Si on rapproche tous ces détails de ce que nous avons dit plus haut des oreilles des boxeurs anglais ou des lutteurs au pancrace de l'antiquité, on restera convaincu que le traumatisme est bien la cause déterminante de l'hématome de l'oreille chez les aliénés ; si l'on tient absolument à faire jouer un rôle à la lésion cérébrale, il ne faut lui accorder que la valeur d'une cause prédisposante créant chez l'aliéné un *locus minoris resistentiæ*. Il en résulte pour le médecin légiste l'obligation d'examiner avec soin les oreilles des aliénés lorsqu'il a à se prononcer sur la réalité de sévices habituels reprochés aux gardiens, comme par exemple dans la récente et malheureuse affaire de l'asile de Clermont.

Conduit auditif externe. — Pour Politzer l'appréciation médico-légale des blessures du conduit varie suivant que celles-ci sont limitées à la portion cartilagineuse ou qu'elles portent sur la portion osseuse. Dans le premier cas elles guérissent facilement ; dans le second, par exemple lorsque la lésion résulte d'un traumatisme sur la mâchoire inférieure ayant fait pénétrer le condyle dans le conduit auditif, elles peuvent produire des lésions graves occasionnant soit une incapacité de travail de plus de 20 jours, soit une diminution de l'ouïe que le médecin devra apprécier. Dans les blessures par corps étranger, le médecin devra discerner ce qui est dû au corps étranger, lui-même et aux tentatives malheureuses d'extraction.

Cavité tympanique. — La capsule osseuse de la caisse peut être atteinte par des fractures ou des fissures, soit limitées, soit étendues du côté du conduit externe ou de la portion du rocher contenant le labyrinthe. Le médecin légiste explorera avec soin la caisse et le nerf et portera son attention sur les conséquences possibles (inflammation de l'oreille, syndrôme de Ménière, etc.) Là encore un examen prolongé doit être réclamé par l'expert : dans un cas de Schroter, l'ouïe complètement perdue se rétablit peu à peu en dix semaines et il ne resta que quelques bourdonnements. Par contre des lésions légères du temporal, au moins en apparence, peuvent amener des troubles graves dans l'audition et même la mort. Dans la plupart des cas, la lésion est à indiquer comme grave. Les lésions de la membrane du tympan par piqûre donnent lieu aux mêmes considérations que les ruptures.

Des substances corrosives, des liquides bouillants, du plomb fondu (1), peuvent produire des lésions profondes de l'oreille moyenne (et aussi, cela va sans dire, du pavillon et du conduit). Il se produit en général une réaction inflammatoire intense, des destructions plus ou moins étendues, des lésions consécutives, sur l'importance desquelles devra porter l'examen médico-légal conduit d'après les règles déjà indiquées.

Trompe d'Eustache. — Les blessures de la trompe d'Eustache sont très rares : on ne les trouve pas signalées dans les traités classiques. Il n'est donc pas étonnant qu'elles aient fort peu occupé les médecins légistes. On conçoit cependant qu'une balle puisse aller atteindre l'orifice pharyngien de la

(1) Un médecin américain a eu récemment à soigner un alcoolique qui accusait sa femme de lui avoir versé du plomb fondu dans l'oreille pendant son sommeil : la présence de petits fragments de plomb incrustés sur la paroi postérieure de la caisse (avec brûlure du conduit et destruction du tympan se constatait facilement. Mais la femme se défendait énergiquement et disait que son mari, rentré ivre, avait voulu la frapper avec une théière prise sur le fourneau. Pendant ses gesticulations un fragment de soudure se serait détaché et lui aurait pénétré dans l'oreille. Des attentats de ce genre pourraient s'expliquer par la croyance populaire que le conduit auditif communique avec le cerveau. Shakespeare fait ainsi parler le fantôme dans *Hamlet* : « Il se glissa près de moi avec une fiole pleine du suc maudit de la jusquiame et versa dans l'ouverture de mes oreilles la lépreuse liqueur..... »

trompe et y déterminer une obstruction avec toutes ses conséquences (raréfaction de l'air dans la caisse, enfoncement du tympan, surdité et troubles subjectifs). M. Von Bezold a rapporté en 1883 (*Berl. Klin. Wochensch.*) un cas aussi curieux qu'instructif de blessure de la trompe par un coup de couteau ; nous croyons devoir en donner un rapide résumé (1).

Labyrinthe. — Les objets piquants peuvent pénétrer dans le labyrinthe à travers la caisse. C'est ainsi qu'on a vu par exemple une aiguille à tricoter introduite dans l'oreille externe être poussée par un mouvement intempestif jusque dans le labyrinthe à travers la fenêtre ronde. Cette pénétration est démontrée par l'écoulement du liquide qui comble les cavités de l'oreille interne. Il peut en résulter encore une hémorrhagie mortelle (blessure de la carotide, de la jugulaire interne, du

(1) Le 20 juin 1881, un paysan est blessé d'un coup de couteau au niveau de l'oreille gauche. Un médecin le voit 1 heure 1/2 après et le trouve couvert de sang avec des caillots dans le nez, la bouche et l'oreille externe. Après un lavage on voit une plaie transversale qui atteint le tragus et s'enfonce profondément dans la gorge en arrière de la branche montante du maxillaire. La guérison se fit rapidement : la gêne dans l'ouverture de la bouche, la douleur en avalant, une anesthésie légère de la moitié gauche de la face disparurent en quelques jours ou quelques semaines.

Le 17 juillet, H. se présente de nouveau : il n'y a pas de déformation du pavillon ni du conduit et comme ni l'oreille moyenne ni l'oreille interne n'ont été touchées, le médecin croit qu'il n'y aura pas de suite fâcheuse pour l'ouïe. Mais le 10 août, H. revient de nouveau : il se plaint de surdité et de bourdonnements. L'examen objectif ne présente absolument rien ; mais le malade n'entend pas la montre ni les paroles prononcées à mi-voix. Le médecin fait un rapport concluant à une diminution de l'ouïe par lésion de la trompe.

Le tribunal relevant la contradiction entre les examens des 17 juillet et 10 août désigna un autre expert qui conclut à la simulation. Aussi le tribunal admit-il que la lésion était légère, fixa à cinq jours l'incapacité de travail et jugea en conséquence.

Ce n'est pas tout. Le ministère public poursuivit à son tour le plaignant pour avoir fait un faux serment en déclarant qu'il était devenu sourd à la suite de sa blessure ! Les deux premiers médecins persistant dans leurs conclusions, V. Bezold fut requis pour un nouvel examen. Or c'était bien le premier médecin qui avait raison, car en essayant d'introduire une sonde dans la trompe, Von Bezold fut arrêté à 14 mm. par un obstacle infranchissable, — et il n'hésite pas à l'attribuer, d'après la marche et le caractère des accidents, d'après les signes objectifs et d'après la direction de la blessure, à la lésion directe de la trompe par le coup de couteau.

sinus latéral) une méningite, etc. Les projectiles peuvent produire les mêmes effets. Le plus souvent les blessures du labyrinthe sont produites par des traumatismes des os du crâne ; le choc peut alors porter directement sur ceux-ci (coups de bâton, chutes, etc.) ou indirectement (chute sur les talons). On peut d'ailleurs trouver des fissures du rocher sans que le tympan ni le conduit auditif externe soient lésés: Politzer, Brunner, Moos en ont cité des exemples.

Dans tous les traumatismes de l'oreille, il est un symptôme qui doit attirer tout spécialement l'attention du médecin : c'est l'hémorrhagie. L'écoulement de sang par l'oreille, par son abondance, par la façon dont il se produit, par sa couleur, etc. tous points sur lesquels nous ne pouvons insister plus longuement, fournira à l'expert de précieux renseignements sur le siège et la gravité de la blessure. Les chirurgiens connaissent tous la valeur de l'otorrhagie comme symptôme des fractures du crâne. Je rappellerai toutefois que l'écoulement sanguin peut avoir lieu en dehors de tout traumatisme, par exemple chez la femme dans le cas de déviation des règles. Puech, dans un mémoire présenté à l'Académie des sciences en 1863, note six fois l'écoulement sanguin par le conduit auditif externe sur environ deux cents cas d'hémorrhagies supplémentaires de la menstruation. D'autres cas ont été rapportés depuis et il semble que le sang provienne du conduit lui-même, le tympan ne présentant pas de lésions ni l'audition de troubles fonctionnels.

Les écoulements de sang se présentent dans quelques autres circonstances, soit par exemple dans les ascensions (montagnes, ballons) soit aussi chez les plongeurs à nu (pêcheurs de corail, d'éponges, de perles). L'écoulement est alors dû à la diminution de la pression atmosphérique ou à la brusque décompression : il y a toujours concurremment d'autres hémorrhagies,

§ IV. — Caisse du tympan. — Docimacie auriculaire

La caisse du tympan mérite d'attirer spécialement l'attention du médecin légiste, car elle présente souvent des lésions fort intéressantes. On trouve assez souvent des hémorrhagies dans la caisse et dans la membrane du tympan chez les *pendus*. Nous empruntons les détails suivants à une excellente thèse du Dr Pellier (Lyon 1883), inspirée par le professeur Lacassagne.

Morgagni avait déjà vu le phénomène sur un pendu (l. XIX) : « La membrane du tympan de l'une des oreilles était teinte de sang ainsi que les osselets qui lui sont unis ; le tympan de l'autre oreille offrait une rougeur plus légère, mais cependant plus grande qu'à l'ordinaire. » Ce signe est cependant à peine cité par les auteurs français ; seul Littré au commencement du siècle, rapporte qu'il trouva dans un cas de strangulation par la corde une rupture de la membrane du tympan.

A l'étranger Ogston trouva chez un pendu une déchirure du tympan en forme de lambeaux à bords renversés. Zaufal, cité par Maschka, croit que dans ces cas le refoulement de la langue comprime l'orifice de la trompe d'Eustache, ce qui augmente la pression de l'air dans la caisse et produirait la déchirure. Hofmann dit que l'hémorrhagie dans la caisse est fréquente surtout chez les asphyxiés et parfois aussi chez les étranglés. L'hémorrhagie peut d'ailleurs se produire également dans l'oreille externe ; il l'a vue une fois chez un pendu et dans un cas de strangulation volontaire ; Maschka cite également l'hémorrhagie externe dans un cas de strangulation. Sur 22 cas de pendaison, Pellier a vu seulement une fois le conduit auditif externe laisser suinter du sang. Au total il est encore impossible de se prononcer sur la valeur de ce signe.

L'examen de la caisse a beaucoup plus d'importance chez les *noyés* : on peut citer à ce sujet l'autorité d'Hofmann. Dans une bonne thèse de Paris (1884) sur le diagnostic de la mort par submersion, le Dr Bougier est arrivé à des conclusions identiques à celles du célèbre médecin légiste de Vienne.

Il a examiné à ce point de vue 27 submergés et 21 fois il a trouvé de l'eau dans les oreilles moyennes. Au contraire, sur 23 immergés *post mortem* il a trouvé une seule fois de l'eau dans une des caisses et encore n'est-il pas sûr qu'il n'y eût pas auparavant une perforation du tympan.

Quant aux six cas négatifs, Bougier est disposé avec raison à n'en tenir qu'un compte relatif parce qu'ils ont trait à ses premiers examens : or, il pratiquait ceux-ci en donnant un coup de scie sur l'os temporal pour ouvrir la caisse. C'est évidemment une méthode défectueuse. Il vaut mieux procéder successivement par le nettoyage préalable du conduit, l'examen du tympan au spéculum pour s'assurer qu'il est intact, et enfin par l'introduction d'une pipette qu'on fait pénétrer de force dans la caisse à travers le tympan et par laquelle on aspire le contenu de celle-ci. En employant cette méthode dans 16 cas, il a trouvé 16 fois du liquide.

Ceci s'explique facilement en tenant compte de ce que la trompe d'Eustache est fermée à l'état normal chez le vivant. Ce sont les mouvements de déglutition qui la font ouvrir et permettent le passage de l'air depuis l'arrière cavité des fosses nasales jusqu'à l'intérieur de la caisse. On conçoit donc facilement que l'homme qui se noie fasse pénétrer par ses efforts de déglutition dans ses oreilles moyennes un peu de l'eau dont sa gorge est pleine (1). Sur le cadavre, au contraire, les orifices des trompes sont fermés et l'eau ne peut pénétrer. La présence de l'eau dans l'oreille moyenne serait donc un signe certain

(1) Il pourrait y avoir des exceptions dans les cas d'oblitération pathologique antérieure plus ou moins complète de la trompe ou encore dans le cas de paralysie du voile du palais et des muscles péristaphylins.

de la mort par submersion quand le tympan n'est pas perforé et qu'il n'y a pas de lésion de la trompe d'Eustache.

La question, on le voit, a une importance capitale, car si la proposition de Bougier était vraie, elle permettrait de répondre à cette interrogation : une personne que l'on retire d'un milieu liquide donné a-t-elle été plongée vivante et noyée dans ce liquide ? Or, la question se pose malheureusement trop souvent, par exemple pour les cadavres de nouveau-nés que l'on trouve dans les fosses d'aisance.

Beaucoup de médecins répondent par l'affirmative si le liquide en question se trouve dans l'oreille moyenne (Hofmann, Blumenstock, Bougier, etc.). Et cependant le sujet méritерait d'être repris avec soin, car d'autres auteurs arrivent à une conclusion diamétralement opposée et pour un médecin tchèque, M. Hnevkovsky, l'examen de l'oreille n'aurait aucune valeur pour décider si la mort a été causée par la submersion.

Déjà Hofmann s'était posé la question de savoir si les liquides ne pourraient pas pénétrer dans la cavité tympanique sur le cadavre : il fit deux expériences avec des cadavres d'enfant et obtint un résultat négatif. Von Trœltsch (1881) émet aussi des doutes ; le liquide des fosses d'aisance ne pourrait-il pas pénétrer dans l'oreille d'un enfant mort si celui-ci était précipité avec une certaine force et d'une certaine hauteur ? D'autre part les liquides ne peuvent-ils pas pénétrer par capillarité ? Hnevkovsky a fait des expériences (1) plus précises sur ce sujet et a plongé dans différents milieux (eau amidonnée, eau contenant du lycopode ou des muscles réduits en pulpe, solution de ferrocyanure de potassium) vingt-huit cadavres d'enfants et dix-sept têtes d'adultes. Dans ces 45 expériences il a trouvé 13 fois, soit dans 28 0/0 des cas, le liquide expérimenté dans les oreilles moyennes. Le liquide trouvé dans la cavité tympanale ne prouve donc pas que le sujet est mort noyé dans ce liquide.

(1) Travail du laboratoire du professeur Hofmann (*Wien. Med. Bl.*, 1883).

Nous le répétons, ces expériences qui paraissent d'ailleurs avoir été bien conduites, auraient besoin d'être reprises en tenant un compte exact des circonstances dans lesquelles elles ont été faites, de l'étatde la membrane du tympan, de la durée de l'immersion, etc.

Docimasie auriculaire. — Le fœtus humain n'éprouve avant sa naissance, dit Preyer dans sa *Physiologie de l'embryon*, aucune espèce de sensation auditive; l'ensemble complexe de toutes les parties appartenant à l'organe de l'ouïe demeure sans fonction jusqu'après la mise en jeu de la respiration atmosphérique. Telle est l'affirmation que l'on peut émettre avec une probabilité qui est presque de la certitude.

Aussi l'oreille se présente-t-elle sur le fœtus avec des caractères anatomiques spéciaux; les particularités portent surtout sur la cavité tympanique. Celle-ci chez le fœtus est virtuelle ou, pour mieux dire, elle est comblée par « une sorte de masse gélatiniforme, de couleur variant du gris bleuâtre transparent au rouge trouble plus ou moins foncé, ressemblant à une gelée, surtout dans la portion mastoïdienne et dans l'étage supérieur de la caisse du tympan, plus diffluante et ténue vers le plancher de la caisse » (Gellé). Cette masse gélatiniforme, déjà signalée par Fabrice d'Aquapendente, par Morgagni, par Haller, Meckel, etc., fut considérée jusqu'aux recherches de von Trœltsch comme du mucus. Celui-ci démontra qu'il s'agissait non pas de mucosités mais d'une sorte d'épaississement, de prolifération de la muqueuse formant un véritable coussinet (*Schleimhautpolster* des Allemands). Le coussinet muqueux a donné lieu depuis cette époque à un certain nombre de travaux anatomiques dans lesquels nous n'avons pas à entrer, mais on peut dire qu'il a surtout préoccupé les médecins légistes.

Wreden le premier, en 1868, fit remarquer que le coussinet muqueux subissait une diminution manifeste dans les premières heures de la vie, ce qui amenait rapidement la formation d'une cavité dans l'oreille moyenne. Puis Wendt (1873) vint affirmer que le retrait du coussinet muqueux était dû aux premières inspirations forcées du nouveau-né, inspirations qui faisaient pénétrer l'air dans la caisse et permettaient à celui-ci d'aplatir la muqueuse. Vers la même époque et d'une manière absolument indépendante, M. Gellé s'occupait de la question et arrivait aux mêmes conclusions qu'il a consignées dans un remarquable travail (*Signe nouveau indiquant la respiration du nouveau-né*, 1876) qui semble n'être pas connu en Allemagne, car jamais personne ne prend la peine de le citer. M. Gellé concluait comme Wendt que « l'inspection de l'oreille moyenne du nouveau-né est appelée à rendre des services de premier ordre, quand il s'agira de démontrer qu'il a respiré, qu'il a vécu. »

Mais bientôt les objections s'élevèrent. Les uns, comme Zaufal, Brünner, etc., démontrèrent la fréquence de l'inflammation de l'oreille chez le fœtus se traduisant par la présence de mucopus dans la caisse. D'autres, comme Blumenstock, cherchèrent à démontrer que le contenu de la caisse ne disparait pas avec la rapidité admise par Wendt et par Gellé : pour lui la disparition du magma gélatiniforme demanderait une moyenne de douze heures. D'autres enfin, comme Kutschurianz, Moldenhauer, Hnevkovsky, etc., démontrèrent que le retrait de la muqueuse n'était pas un phénomène dû à la respiration puisqu'il pouvait déjà se montrer à partir du 7e et même du 5e mois de la grossesse. Pour la majorité des auteurs, le coussinet muqueux a déjà disparu en presque totalité au moment de la naissance : la place qu'il laisse vide est remplie par un liquide qui provient soit de la sécrétion muqueuse, soit de la pénétration de l'eau de l'amnios.

La présence ou l'absence du magma gélatiniforme dans la caisse n'a donc pas une très grande valeur au point de vue médico-légal, mais il faut avouer que l'épreuve de la docimasie auriculaire est tombé dans un discrédit qu'elle ne mérite peut-être pas absolument. Si en effet la présence d'une cavité dans la caisse du tympan ne prouve rien, il n'en est pas de même de la *présence de l'air* dans cette cavité. Comme le fait remarquer Hofmann dans sa dernière édition, de nouvelles recherches sur la façon dont l'air pénètre dans la caisse au moment de la naissance ne seraient pas sans valeur : on ne peut admettre en effet, en raison de la longueur et de l'étroitesse de la trompe, que l'air pénètre autrement que par une force active et celle-ci ne peut guère non plus être autre que la force inspiratrice.

Nous croyons donc avec Gellé que les résultats de la docimasie pulmonaire peuvent être avantageusement contrôlés par l'examen des oreilles dans certaines circonstances. Aussi avant d'ouvrir la caisse par sa paroi supérieure, on devra au préalable ponctionner sous l'eau la membrane du tympan, et constater s'il ne s'échappe pas par l'ouverture ainsi faite quelques bulles d'air mêlées de sérosité.

§ V. — Surdité.

Nous avons déjà vu que certaines professions pouvaient amener la surdité (chaudronniers, forgerons, artilleurs, etc.) ; mais dans ces cas le dommage frappe seulement l'individu. La diminution de l'ouïe que l'on observe sur les employés de chemins de fer peut avoir des conséquences beaucoup plus graves.

Signalée pour la première fois par E. Duchesne en 1857, la surdité des employés de chemins de fer a surtout été étudiée par les otologistes depuis les communications de Moos au congrès otologique de Milan. Moos a rapporté l'histoire d'un homme qui avait causé une collision grave à cause de sa surdité et soutenu qu'au lieu d'une amende cet homme aurait eu des droits à une indemnité parce qu'il avait perdu l'ouïe au service du chemin de fer. Il est certain en effet, d'après les recherches de Schwabach et Pollnow et celles plus récentes de Lichtenberg, que le nombre des employés durs d'oreille est considérable dans l'exploitation des chemins de fer et augmente sensiblement avec les années de service.

Il faut faire intervenir parmi les causes de cette surdité le bruit incessant, les coups de sifflet, la trépidation de la machine, etc.

Moos croit la surdité plus fréquente chez les mécaniciens qui parcourent les régions montagneuses où il y a beaucoup de tunnels, en raison de la plus grande fréquence chez eux des affections de la gorge se communiquant à la trompe et la caisse du tympan. Toutefois il faut reconnaître avec Hedinger, Güterbrock et M. Gellé, que les employés vivant toujours au milieu du bruit et les signaux sonores étant toujours très intenses, le danger que fait courir aux voyageurs une légère diminution de l'ouïe d'un mécanicien ou d'un aiguilleur est très minime. Il vaut cependant mieux prévenir les accidents que de rester dans une sécurité trompeuse et Moos a récemment proposé d'engager les compagnies à faire examiner leur personnel d'une manière périodique, de deux en deux ans par exemple. En tout cas on devrait toujours examiner l'ouïe de ceux qui se proposent pour être mécaniciens et en particulieur de ceux qui, après avoir été longtemps chauffeurs, demandent à être nommés mécaniciens (1).

(1) Au dernier congrès des médecins et naturalistes allemands, la section d'otiatrie s'est occupée de la question et a adopté une série de propositions de M. Schmalz (de Dresde) sur ce sujet. Il serait désirable, dit-il : 1° Que certaines catégories d'employés de chemin de fer (mécaniciens, chauffeurs, préposés aux signaux, aiguilleurs) soient examinés par des spécialistes au point de vue de leur acuité auditive : 2° Que l'aptitude au service des chemins de fer soit déterminée d'après une échelle commune; 3° Que les auristes (après entente avec les directeurs des compagnies) déterminent avec soin : *a*) les nécessités du service par rapport aux organes de l'ouïe des employés : *b)* les limites dans lesquelles la fonction auditive peut être altérée sans compromettre la sûreté du service ; *c)* l'espèce et la fréquence des affections des organes de l'ouïe qu'on rencontre habituellement chez les employés. — Ces propositions seront discutées dans la prochaine réunion.

On s'est aussi demandé si la surdité devait être invoquée pour atténuer la responsabilité civile et criminelle. Il est certain que beaucoup d'écrasés dans les accidents de voiture sur la voie publique sont des sourds imprudents et que par suite la responsabilité du cocher est atténuée dans une certaine mesure. La même chose peut se produire dans les ateliers.

Urbantschitsch s'est aussi posé la question de savoir si certaines affections de l'oreille ont ou non de l'influence sur la production d'actes répréhensibles. Ce que nous avons dit des conséquences possibles des lésions de l'oreille sur le système nerveux (hallucinations, épilepsie, etc.) permet de répondre par l'affirmative. Moos, en traitant cette question, rapporte un fait très concluant : un homme atteint de catarrhe tubaire chronique, éprouvait par accès des bourdonnements s'accompagnant de céphalalgie. Pendant ces accès, il priait sa femme d'éloigner ses enfants et de ne rien lui dire de désagréable car il ne pouvait répondre de lui-même. En dehors de cela, il était bon ouvrier et très tranquille : un traitement local le guérit complètement. Urbantschitsch y ajoute un cas analogue dans lequel une otite moyenne suppurée déterminait des accès de fureur passagère. Dès que les symptômes auriculaires avaient disparu, le malade redevenait tranquille. On trouvera plusieurs cas analogues rassemblés dans une bonne thèse du Dr Robin (Lyon, 1884) inspirée par le professeur Pierret. Ce sont des faits qu'il est du devoir du médecin de signaler et qui doivent avoir une certaine influence sur l'esprit et les décisions des juges.

La surdité peut aussi avoir une importance médico-légale dans l'accomplissement des actes de la vie civile et plus spécialement dans l'action de tester. Le sourd qui n'est atteint d'aucune affection cérébrale et dont l'intelligence est parfaitement libre a le choix entre le testament olographe et le testament mystique, mais il ne peut faire un testament public puisqu'il ne peut entendre la voix du notaire. Or, sous peine de nullité, la loi veut qu'il lui soit donné lecture des dispositions qu'il a dictées (1)

Nous terminerons ici ce rapide exposé des questions ayant rapport à l'organe de l'ouïe qui peuvent intéresser l'anthropologiste et surtout le médecin légiste. Beaucoup de sujets ont été seulement effleurés, d'autres, comme les hallucinations de l'ouïe, la responsabilité et la capacité civile des sourds-muets, la simulation de la surdité ou de la surdi-mutité, ont été volontairement laissés de côté.

(1) Legrand du Saulle (*Etude médico-légale sur les testaments contestés pour cause de folie*, 1879) rapporte un fait où la surdité n'était qu'un épiphénomène mais avait cependant donné lieu à des appréciations contradictoires. Il s'agissait d'une dame Duret, morte à Paris le 25 août 1851 et instituant une femme Dunoyer pour légataire universelle. Les héritiers attaquaient le testament en alléguant la surdité, l'incapacité de la testatrice et la captation : ils articulaient entre autres faits les suivants : 1° Dès 1850, Mme Duret était complètement sourde ; 2° elle n'a pu entendre la lecture de testament de la bouche du notaire.

Le tribunal de la Seine ordonne l'enquête : il admet les demandeurs à prouver par témoins les faits relatifs à la surdité bien que le notaire ait déclaré que la testatrice lui avait paru saine *d'esprit et d'entendement*, et sans qu'il soit besoin de recourir à l'inscription de faux, le notaire n'ayant mission de la loi que pour constater les formalités matérielles de l'acte et ne pouvant se constituer juge des circonstances de santé, de corps et d'esprit et d'entendement moral et physique.

Appel (Cour de Paris, 1er mai 1855) : La Cour confirme le jugement tout en infirmant sur les faits relatifs à la surdité, attendu que les mentions contenues dans le testament lui-même prouvent suffisamment que la testatrice avait entendu la lecture qui lui avait été faite.

www.ingramcontent.com/pod-product-compliance
Ingram Content Group UK Ltd.
Pitfield, Milton Keynes, MK11 3LW, UK
UKHW021314190726
13839UKWH00007B/1840

9 782329 474038